BEI GRIN MACHT SICH IHR WISSEN BEZAHLT

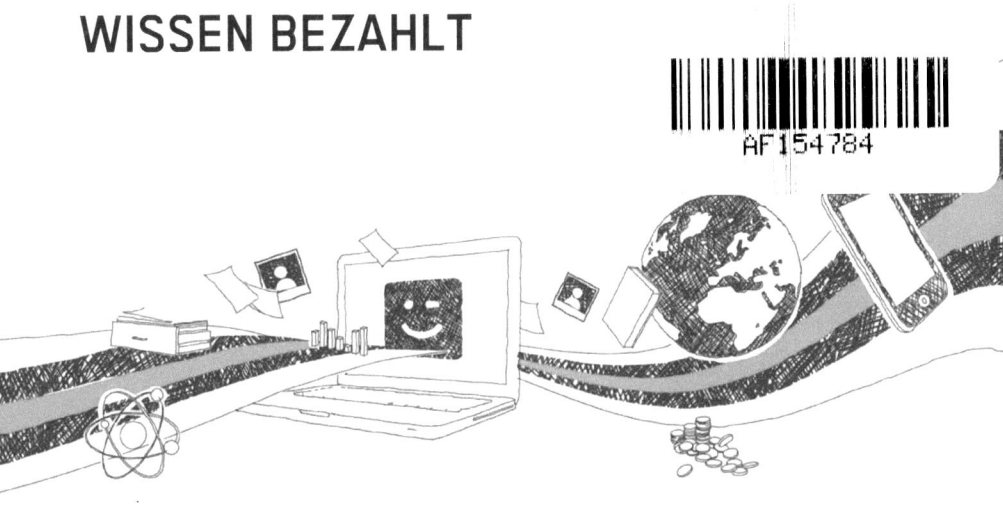

Anika Heinrich

Wie können Unternehmen für das BGM erreicht werden?

GRIN Verlag

Bibliografische Information der Deutschen Nationalbibliothek:

Die Deutsche Bibliothek verzeichnet diese Publikation in der Deutschen National-
bibliografie; detaillierte bibliografische Daten sind im Internet über http://dnb.d-
nb.de/ abrufbar.

Impressum:

Copyright © 2013 GRIN Verlag GmbH
Druck und Bindung: Books on Demand GmbH, Norderstedt Germany
ISBN: 978-3-656-47168-4

Dieses Buch bei GRIN:

http://www.grin.com/de/e-book/231514/wie-koennen-unternehmen-fuer-das-bgm-
erreicht-werden

GRIN - Your knowledge has value

Der GRIN Verlag publiziert seit 1998 wissenschaftliche Arbeiten von Studenten, Hochschullehrern und anderen Akademikern als eBook und gedrucktes Buch. Die Verlagswebsite www.grin.com ist die ideale Plattform zur Veröffentlichung von Hausarbeiten, Abschlussarbeiten, wissenschaftlichen Aufsätzen, Dissertationen und Fachbüchern.

Besuchen Sie uns im Internet:

http://www.grin.com/

http://www.facebook.com/grincom

http://www.twitter.com/grin_com

Wie können Unternehmen für das BGM erreicht werden?

SIP-Arbeit

5.Trimester

Fachbereich Gesundheitswirtschaft – Studiengang GW06

Fachhochschule des Mittelstands

Abgabe: 08.04.2013

Vorgelegt von:

Heinrich, Anika

Inhaltsverzeichnis

Abbildungsverzeichnis II

Abkürzungsverzeichnis III

1   Einleitung .... - 1 -

2   Definition der Begrifflichkeiten G, GF, BGF, M, BGM .... - 2 -

3   Handlungsbedarf .... - 3 -

4   BGM: Vor- und Nachteile und der Nutzen .... - 5 -

    4.1   Nutzen aus Sicht der Mitarbeiter .... - 5 -

    4.2   Nutzen aus Sicht des Unternehmens .... - 6 -

5   Aufbau des BGM-Systems .... - 8 -

    5.1   Einführung .... - 8 -

    5.2   Strukturen schaffen: .... - 12 -

6   Das Gesundheitszentrum .... - 18 -

    6.1   Einleitung .... - 18 -

    6.2   Das Präventionsangebot .... - 19 -

    6.3   Die Diagnostik .... - 20 -

7   Mögliche Kostenersparnisse .... - 22 -

8   Hemmnisse für die Einführung eines BGM .... - 25 -

9   Besonderheit KMUs .... - 26 -

10   Ansprechpartner für BGM, bisherige und weitere Einsparmöglichkeiten .... - 28 -

11   Das Gesundheitszentum als Anbieter eines BGM .... - 29 -

12   Mögliche Maßnahmen für den Verkauf von Dienstleistungen im Rahmen des BGM .... - 30 -

13   Fazit .... - 32 -

Literaturverzeichnis .... - 33 -

Abbildungsverzeichnis

Abbildung 1: Handlungsfelder und Steuerungskreis...- 9 -

Abkürzungsverzeichnis

BEM	Betriebliches Eingliederungsmanagement
BGF	Betriebliches Gesundheitsmanagement
BGM	Betriebswirtschaftliches Gesundheitsmanagement
EStG	Einkommenssteuergesetz G Gesundheit
GABEGS	Ganzheitliches betriebliches Gesundheitsmanagement System
GF	Gesundheitsförderung
GM	Gesundheitsmanagement SK Steuerungskreis
IGA	Initiative Gesundheit und Arbeit
KMUs	Kleine und mittelständische Unternehmen
M	Management
OWL	Ostwestfalen-Lippe
ROI	Return on Investment

1 Einleitung

Vor dem Hintergrund eines schärferen globalen Wettbewerbs verändern sich die Arbeitsanforderungen mit zunehmender Geschwindigkeit. Die Beschäftigten müssen aufgrund der Einsparungen und organisatorischen Veränderungen, die der Wettbewerb mit sich bringt, bei ihrer Arbeit engagiert, innovativ, kreativ und flexibel sein. Die Technisierung und die Digitalisierung verstärken die Herausforderungen, die an die Mitarbeiter gestellt werden. Lebenslanges Lernen ist eine existenzielle Notwendigkeit, um langfristig erfolgreich und leistungsfähig zu bleiben. Zudem müssen Unternehmen angesichts des demografischen Wandels den Herausforderungen des Veränderungsprozesses der immer älter werdenden Belegschaft flexibel gegenüberstehen. Diese Entwicklungen führen zu Überforderung der Mitarbeiter und Führungskräfte, welche sich häufig in Krankheit, Frustration und/oder Demotivation äußert.[1]

Das Betriebswirtschaftliche Gesundheitsmanagement (BGM) setzt sich mit den genauen Ursachen der Überforderung, die durch die Herausforderungen der wirtschaftlichen und demografischen Veränderungsprozesse entstehen, auseinander. Es hat zum Ziel, die individuellen Belange der Mitarbeiter zu berücksichtigen, gesunde Arbeitsbedingungen zu schaffen und gleichzeitig die Gesundheitskompetenz der Mitarbeiter zu fördern. Das Erreichen dieses Ziels führt zur Leistungssteigerung und damit zum Absenken der Abwesenheitstage, denn die Mitarbeiter sind nicht mehr frustriert oder demotiviert, da sie sich zunehmend mit ihrem Unternehmen identifizieren können. Ab diesem Punkt macht Arbeit Spaß, und Lohn gilt nicht mehr als „Schmerzensgeld" für die Überanstrengungen, die die Mitarbeiter sonst auf sich nehmen mussten.

Um dieses Ziel zu erreichen, ist es notwendig, das betriebswirtschaftliche Gesundheitsmanagement ganzheitlich und systematisch einzuführen. Näheres dazu unter Punkt 5. [2] Aus dem Handlungsbedarf, der unter Punkt 3 dargelegt wird, ergibt sich die Forderung nach einem BGM. Um ein einheitliches Verständnis von BGM zu gewährleisten, wird die Arbeit mit der Definition der Begrifflichkeiten G, GF, BGF, M und BGM eingeleitet. Im nächsten Schritt werden der Aufbau eines BGM-Systems sowie das Gesundheitszentrum mit seinem Dienstleistungsangebot dargestellt.

Ziel der Arbeit ist es, Maßnahmenvorschläge für das Gesundheitszentrum zu entwickeln. Diese Maßnahmenvorschläge sollen dem Gesundheitszentrum ermöglichen,

---

[1] Vgl. Wegner (2009), Web.
[2] Vgl. Zbw (2013), Web.

sich als Dienstleister am Aufbau eines BGM-Systems in einem Unternehmen zu beteiligen. Inwieweit sich dies realisieren lässt, ergibt sich aus dieser Arbeit.

2 Definition der Begrifflichkeiten G, GF, BGF, M, BGM

Gesundheitsförderung, betriebliche Gesundheitsförderung, Gesundheitsmanagement, betriebliches Gesundheitsmanagement: Hinter jeder der Begrifflichkeiten steckt eine andere Bedeutung. Für das einheitliche Verständnis der Begrifflichkeiten ist eine Definition dieser Termini im Betrieb von großer Bedeutung, um Missverständnisse zwischen Mitarbeitern untereinander und gegenüber dem Vorgesetzten auszuschließen.

Nur so kann ein reibungsloser Ablauf im Unternehmen ermöglicht und die Motivation erhalten werden, etwas für die eigene Gesundheitsentwicklung zu tun. Gerade bei der Einführung eines betrieblichen Gesundheitsmanagements ist dies von besonderer Bedeutung, da die Mitarbeiter mit Skepsis dem Sinn und Zweck des ihnen noch unbekannten BGM-Systems gegenüberstehen.

In der Verfassung der WHO 1946 wird die Gesundheit (G) als ein Zustand des vollständigen körperlichen geistigen und sozialen Wohlbefindens und nicht nur des Frei seins von Krankheit und Gebrechens beschrieben. Die Ottawa Charta 1986 definiert die Gesundheitsförderung (GF) wie folgt: „Gesundheitsförderung zielt auf einen Prozess, allen Menschen ein höheres Maß an Selbstbestimmung über ihre Gesundheit zu ermöglichen und sie damit zur Stärkung ihrer Gesundheit zu befähigen."[3]

In der Luxemburger Deklaration aus dem Jahr 1997 wird die betriebliche Gesundheitsförderung (BGF) als moderne Unternehmensstrategie beschrieben mit dem Ziel, Krankheiten am Arbeitsplatz vorzubeugen, die Gesundheitspotenziale zu stärken und das Wohlbefinden am Arbeitsplatz zu verbessern, um die Mitarbeiter bestmöglich auf die Herausforderungen in der Arbeitswelt des 21 Jahrhunderts vorzubereiten. Dies kann durch eine Kombination folgender Ansätze erreicht werden:

- Stärkung persönlicher Gesundheitskompetenzen (Verhaltensprävention)
- Verbesserung der Arbeitsorganisation und der Arbeitsbedingungen (Verhältnisprävention)
- Förderung der aktiven Mitarbeiterpartizipation

---

[3] Siebert et al. (2010), Web.

Die BGF beinhaltet damit verhaltens- und verhältnispräventive Maßnahmen, die im Folgenden näher erklärt werden. Die verhältnispräventiven Maßnahmen haben die Gestaltung gesundheitsförderlicher Strukturen und Rahmenbedingungen zum Ziel. Darunter fällt die Gestaltung des Arbeitsplatzes, -ablaufs und –umfeldes sowie der Arbeitsmittel, und –organisation. Verhaltensorientierte Maßnahmen zielen dagegen auf die Förderung gesundheitsgerechter Verhaltensweisen ab. Sie beinhalten sowohl Information und Aufklärung als auch die Vermittlung von Bewältigungstechniken und die Förderung von Handlungskompetenzen für den Umgang mit konkreten Anforderungen und Belastungen. Beispiele dafür sind: Beratung am Arbeitsplatz, Seminare, Gesundheitskurse, Workshops, Informationsveranstaltungen.[4]

„Management [(M)] beinhaltet das systematische und zielorientierte Führen von Organisationen, Personen und Abläufen. Es bildet den Rahmen, der es den Führungskräften ermöglicht, ihre Führungsfunktion auszufüllen."[5]

Das betriebliche Gesundheitsmanagement (BGM) wird von der Unfallkasse des Bundes als systematische, zielorientierte und fortlaufende Steuerung aller betrieblichen Prozesse verstanden, mit dem Ziel der Erhaltung und Förderung von Gesundheit, Leistungsfähigkeit und Erfolg der Mitarbeiter.[6]

3 Handlungsbedarf

Ausgehend vom Menschenrecht auf Arbeit, nach dem jeder Mensch ein Recht auf angemessene Arbeitsbedingungen hat, ergibt sich bereits die Forderung nach einem BGM. Der Handlungsbedarf zeigt, dass es unabdingbar ist, das Betriebswirtschaftliche Gesundheitsmanagement als selbstverständlichen Bestandteil im Unternehmen anzusehen. Zwei Wandlungsprozesse haben zum Handlungsbedarf geführt: zum einen die Folgen des demografischen Wandels und der damit verbundene steigende Krankenstand und zum anderen die wirtschaftlichen Veränderungen und der damit einhergehende Wandel der Krankheitsbilder.

---

[4] Vgl. Wegner (2009), Web.
[5] Ebd.
[6] Vgl. ebd.

Durch den demografischen Wandel kommt es zu einem deutlichen Rückgang der Anzahl der Erwerbsfähigen. Diese Lücke kann bis 2020 durch Immigration sowie Er-
werbsbeteiligung von Frauen und Älteren geschlossen werden.[7] Dazu erklärt das Insti-
tut für Beschäftigung und Employability, dass die Erwerbsbevölkerung von zurzeit 42
Millionen Erwerbstätigen bis zum Jahr 2050 auf 30 Millionen sinken wird.[8]

Qualifizierte Nachwuchskräfte werden durch die veränderte Altersstruktur immer selte-
ner. Unternehmen sind somit gezwungen, ältere Mitarbeiter im Unternehmen zu behal-
ten.[9] Die Größe der Altersgruppe der 35- bis 49-Jährigen wird bis zum Jahr 2050 um
31 Prozent abnehmen und in Zahlen von 20 Millionen auf 14 Millionen absinken.[10] Die
sich verändernde Altersstruktur im Unternehmen hat Auswirkungen auf den Krankenstand. Nach der Auswertung der AOK Rheinland erhöht sich mit steigendem Alter die
Dauer des Arbeitsunfähigkeitszustands. Die Arbeitnehmer ab 60 Jahre verzeichneten
im Jahr 2012, 31 Arbeitsunfähigkeitstage aufgrund von Krankheit. Die Arbeitnehmer
zwischen 20 und 29 waren durchschnittlich nur 14 Tage lang arbeitsunfähig.[11]

Neben dem demografischen Wandel waren wirtschaftliche Veränderungen in der Arbeitswelt durch neue Arbeitsformen und andersartige Arbeitsstrukturen zu verzeichnen.
Wilke et al. erklärten, dass durch die Technisierung und Automatisierung weniger Tätigkeiten körperlich und produktorientiert sind. Es handle sich bei vielen Tätigkeiten um
Informationsverarbeitende Tätigkeiten.[12]Jean Gottman bezeichnete diesen neuen Tä-
tigkeitsbereich 1961 als quartären Sektor und definierte die in diesen Bereich fallenden
Tätigkeiten als Tätigkeiten aus dem Bereich des tertiären Sektors mit höheren intellek-
tuellen Ansprüchen. Die wirtschaftlichen Veränderungen in der Arbeitswelt bewirken
einen Wandel der Krankheitsbilder. Heute überwiegen chronische Krankheiten, die sich
durch das wechselseitige Aufeinanderwirken von psychosozialem Stress, körperlichen
Belastungen und sozioökonomischen Faktoren erklären.[13] Infektionen und akute
Krankheiten haben gegenüber den chronischen Krankheiten an Bedeutung verloren.
Angesichts dieser Veränderungen gilt nach Mollenkopf: „Nur wenn es gelingt, die Arbeitsbedingungen zu optimieren, die Gesundheit der Mitarbeiter zu fördern und die
Mitarbeiterzufriedenheit auf ein hohes Niveau zu heben, wird die Produktivität und Pro-

---

[7] Vgl. Wilke et al. (2007), S. 25ff.
[8] Vgl. Biegel (2010), Web.
[9] Vgl. Mollenkopf (2003), S. 4.
[10] Vgl. Bertelsmann Stiftung (2005),Web.
[11] Vgl. AOK (2012),Web.
[12] Vgl. Wilke et al. (2007), S. 26.
[13] Vgl. Maaz et al. (2006), S. 18.

duktqualität hoch und die Fehlzeitenquote und Fluktuationsrate gering sein."[14] Da die Menschen einen großen Teil ihrer Lebenszeit auf der Arbeit verbringen, stellt der Arbeitsplatz ein wichtiges Setting zur Förderung der Gesundheit durch die Implementierung eines Betrieblichen Gesundheitsmanagements dar.

4 BGM: Vor- und Nachteile und der Nutzen

Durch Anwendung gezielter Maßnahmen der BGF kann psychischen Erkrankungen und Erkrankungen des Muskelapparats vorgebeugt werden. Zudem trägt die BGF laut „Iga Report 21" zur Verbesserung des allgemeinen Gesundheitszustands bei. In den Report der Initiative Gesundheit (IGA) wurden 40 geprüfte wissenschaftliche Artikel einbezogen, die Ergebnisse aus ca. 1000 Studien beurteilen.[15]

4.1 Nutzen aus Sicht der Mitarbeiter

Die Mitarbeiter können vom Gesundheitsförderungsangebot des Arbeitgebers profitieren. Für sie ergibt sich ein monetärer sowie gesundheitlicher Nutzen. Zudem wird der soziale Kontakt der Mitarbeiter bei Gruppenangeboten intensiviert.

Vertiefung sozialer Kontakte
Durch Gruppenangebote werden die zwischenmenschlichen Kontakte am Arbeitsplatz gefördert. Die Stärkung dieser sozialen Ressource kann einen wichtigen Beitrag für den Erhalt der Gesundheit darstellen, da sie die elementaren sozialen Bedürfnisse nach Geborgenheit, Zugehörigkeit, Rückhalt, Rat und Information erfüllt.

Verbesserung der Gesundheit und des Wohlbefindens
Durch das integrierte Gesundheitsmanagement profitieren die Beschäftigten von einem vielfältigen Angebot, das ihren Bedürfnissen entspricht.

Erhöhung der Motivation und Leistungsbereitschaft
Die Arbeitsleistung der Mitarbeiter ergibt sich aus den Leistungsbedingungen, ihrem Leistungsvermögen und der Bereitschaft, eine Leistung zu erbringen. Sind die Leis-

---

[14] Mollenkopf (2003), S. 4.
[15] Vgl. Iga (2008), Web.

tungsbedingungen wie z. B. die Arbeitszeiten und die Arbeitsplatzausstattung für den Mitarbeiter stimmig und wird der Mitarbeiter in seiner Gesundheit und fachlichen Qualifikation zur Bewältigung der Arbeitsanforderungen entsprechend gefördert, bestimmt letztendlich die Leistungsbereitschaft über seine Arbeitsleistung. Die Leistungsbereitschaft ist tagesformabhängig.[16]

Monetärer Nutzen der Mitarbeiter
Durch das gesundheitsfördernde Angebot können die Mitarbeiter Kosten für die medizinische Versorgung sparen. Aus verschiedenen Studien ergab sich, dass gesundheitsfördernde Maßnahmen einen Rückgang an Arztbesuchen, Krankenhauseinweisungen und eine Reduzierung der Dauer von Krankenhausaufenthalten bewirken.[17]

4.2 Nutzen aus Sicht des Unternehmens

Senkung der Fluktuationsrate
Unterschiedliche Einflussfaktoren führen dazu, dass Mitarbeiter fluktuieren. Dazu zählen der Gang in den Ruhestand, persönliche Gründe, das Streben nach höherem Einkommen, ein negatives Betriebsklima oder auch eine mangelnde Identifikation mit dem Unternehmen sein. Durch das BGM werden die Identifikation mit und die Bindung der Beschäftigten an ihr Unternehmen gestärkt. Denn durch das ständige Einbeziehen der Beschäftigten im Rahmen des BGM-Prozesses können sie sich einbringen und zur Erfolgsentwicklung des Unternehmens aktiv beitragen.[18]

Verringerung der Fehlzeiten
Die Abwesenheit der Mitarbeiter kann in medizinisch notwendiges oder motivationsbedingtes Fehlen unterteilt werden. Krankheitsbedingte Fehlzeiten können aufgrund der Arbeitsplatzbedingungen so z. B. durch Arbeitsunfälle oder durch hohe psychische und physische Belastungen entstehen. Unabhängig vom Arbeitsplatz, können krankheitsbedingte Fehlzeiten auch aus Unfällen im Privatbereich oder der persönlichen Gesundheitsverfassung resultieren. Motivationsbedingte Fehlzeiten können arbeitsplatzabhängig aus Unter- oder Überforderung resultieren oder aber aus der Art des Führungsverhaltens sowie des Betriebsklimas. Neben den bisher aufgezählten Grün-

---

[16] Vgl. Jung (2010), S. 203.
[17] Kreis et al. (2003), Web.
[18] Vgl. Kuhn (2004), S. 257.

den kann die Ursache für Abwesenheit auch in der familiären Situation oder im gesellschaftlichen Umfeld des Arbeitnehmers liegen.[19] Durch ein betriebliches Gesundheitsmanagement können arbeitsplatzbedingte Fehlzeiten reduziert werden. Die Anzahl von Arbeitsunfällen und Berufskrankheiten kann durch das Arbeits- und Gesundheitsschutzgesetz minimiert werden. Ergonomische optimierte Arbeitsplätze nehmen arbeitsplatzbedingten körperlichen Beeinträchtigungen die Ursache. Einseitige körperliche Belastungen können durch Maßnahmen der Gesundheitsförderung, z. B. durch Präventionskursen, reduziert werden. Psychische Belastungen können dagegen durch entsprechende Entspannungsübungen wie Yoga oder Meditation abgebaut werden.

Erhöhung der Produktivität

Gesundheitsfördernde Maßnahmen sorgen für eine höhere Leistungsbereitschaft der Mitarbeiter. Diese schlägt sich in einer Produktivitätssteigerung nieder.[20]

Ein Return on Investment der sich lohnt

Die Kosten-Nutzen-Verhältnisse (Return on Investment, ROI) werden mit Werten zwischen 1:1,92 und 1:7,77 für Absentismus bzw. 1:1,77 und 1:4,45 für medizinische Kosten beziffert. Für jeden investierten Euro könnten also bei den Fehlzeiten mindestens 1,92 Euro, bei den medizinischen Kosten mindestens 1,77 Euro eingespart werden.[21]

Steigerung der Mitarbeiterzufriedenheit

In einem ganzheitlichen BGM stehen die Arbeitsorganisation und die Arbeitsbedingungen des einzelnen Mitarbeiters in Bezug auf sein gesundheitliches Wohlbefinden im Vordergrund. So fühlt sich der Mitarbeiter nicht nur als Arbeitskraft wahrgenommen, sondern auch als soziales Wesen, als „Mensch" wertgeschätzt und verstanden. Dies führt zur Zufriedenheit und Motivation seitens des Mitarbeiters.

Verbesserung des Betriebsklimas

Durch das BGM werden soziale Kontakte aufgebaut und vertieft sowie das Betriebsklima verbessert. Denn soziale Beziehungen am Arbeitsplatz sind entscheidend für das

---

[19] Vgl. Özdemir (2008), S. 8.
[20] Vgl. Kuhn (2004), S. 257.
[21] Vgl. Iga (2008), Web.

Betriebsklima. In Einstellungen, Verhaltensweisen und in der Zusammenarbeit von Mitarbeitern drücken sich die sozialen Beziehungen aus.[22]

Verbesserung des Unternehmensimages

Infolge der Verbesserung der Mitarbeiterzufriedenheit sowie des Betriebsklimas kommunizieren die Mitarbeiter ein positives Bild von ihrem Unternehmen nach außen. Das sogenannte positive Unternehmensimage zieht neue Bewerber an. Durch das BGM kann sich das Unternehmen von anderen Wettbewerbern abheben.

5 Aufbau des BGM-Systems

5.1 Einführung

Was bedeutet es, das Betriebswirtschaftliche Gesundheitsmanagement ganzheitlich und systematisch einzuführen? Näheres dazu im Folgenden:

Ein BGM mit System entwickelt nachhaltige Prozesse, Strukturen und Werthaltungen zur gesundheitsfördernden Gestaltung von Arbeit, Organisation und Mitarbeiterverhalten am Arbeitsplatz. Es ist ein System der stetigen Revision, das sich durch Regelkreise (Abbildung 1) kontrolliert.

Ganzheitlich bedeutet, dass in diesem BGM-System gesundheits- und motivationsfördernde Maßnahmen koordiniert werden, die die Wertschöpfung sichern.[23]

Im Fokus stehen das gesundheitliche Wohlbefinden der Mitarbeiter und der damit einhergehende ökonomische Nutzen für das Unternehmen. Besonders wichtig ist es dabei gemäß der Ottawa-Charta zur Gesundheitsförderung, darauf zu achten, den Beschäftigten eine „Hilfe zur Selbsthilfe" anzubieten, um sie selbst zu einem gesunden Leben und Arbeiten anzuregen. Dies gelingt z. B. durch Gesundheitskurse, die es den Beschäftigten ermöglichen, die Kursübungen in absehbarer Zeit eigenständig zu Hause und am Arbeitsplatz durchzuführen.[24]

---

[22] Vgl. Jung (2010), S. 406ff.
[23] Vgl. Mollenkopf (2010), Web.

GANZHEITLICHES BETRIEBLICHES GESUNDHEITSMANAGEMENT

HANDLUNGSFELDER UND STEUERUNGSKREIS

Personalmanagement

Was:
Führungskräfteauswahl
Führungsseminare
Führungskräfte-Coaching
Personalauswahl
Personalentwicklung
Vereinbarkeit von Privatleben und Beruf
Betriebsvereinbarung Mobbing

Wer:
Personalabteilung
Betriebsarzt
Personalvertretung
Schwerbehindertenbeauftragter

Mitarbeiterbeteiligung

Was:
Mitarbeiterbefragungen
Führungskräftefeedback
Gesundheitszirkel
Workshops
Kummerkasten

Wer:
Mitarbeiter
Führungskräfte/ Vorgesetzte
Betriebsarzt
Sicherheitsfachkräfte
Sicherheitsbeauftragte
Personalvertretung
ggf. externe Dienstleister

Gesundheitsförderung

Was:
alternsgerechte Arbeitsbedingungen
Informationen über gesunde Lebensweise
Betriebssport
gesunde Verpflegung, Diätaktionen
Ernährungsberatung
Impfaktionen
Reisemedizinische Beratung
ärztl. Gesundheitschecks

Wer:
Betriebsarzt
Personalvertretung
Krankenkassen
ggf. Dienstleister
Kantinenwirt

**Steuerungskreis
Gesundheitsmanagement**

Was:
Koordination und Kontrolle
Prozessverbesserung
Organisationsentwicklung
Arbeitsschutzausschuss
Gesundheitsbericht

Wer:
Geschäftsführung
Personalabteilung
Personalvertretung
Beauftragter für
Gesundheitsmanagement
Betriebsarzt
Sicherheitsfachkraft
Frauenbeauftragte
Schwerbehindertenvertretung

Fehlzeitenmanagement

Was:
Individuelle Fehlzeitenbetreuung
Eingliederungsmanagement
ggf. Rückkehrgespräche
ggf. Fehlzeitengespräche
Ansprechstelle Soziale Dienste
Verkehrstraining (Wegeunfälle)

Wer:
Führungskräfte/ Vorgesetzte
Betriebsarzt
Personalabteilung
Personalvertretung
Schwerbehindertenvertretung

Arbeitsschutzmanagement

Was:
Arbeitsplatzbegehungen
Gefährdungsbeurteilung
Planungsstab neue Arbeitsplätze
Arbeitsmed. Untersuchungen

Wer:
Sicherheitsfachkraft
Sicherheitsbeauftragte
Betriebsarzt
Personalvertretung

Suchtprävention

Was:
Alkoholverbot
Raucherentwöhnungsprogramm
Vorträge, Infomaterial
Betriebsvereinbarung Sucht

Wer:
Personalvertretung
Betriebsarzt
Personalabteilung
Sicherheitsfachkraft

**Notfall- und
Krisenmanagement**

Was:
Pläne
Checklisten
Erste Hilfe Organisation
Business-Continuity-
Management

Wer:
Krisenstab
Sicherheitsfachkraft
Sicherheitsbeauftragte
Betriebsarzt
Personalvertretung
Schwerbehindertenvertretung

© 2003, Dr. Claus Mollenkopf

Abbildung 1: Handlungsfelder und Steuerungskreis[25]

---

[25] Mollenkopf (2003), S. 5.

Folgende Qualitätskriterien vom Europäischen Netzwerk für Gesundheitsförderung bilden den Rahmen für Gestaltungsmaßnahmen in der Gesundheitsförderung:

1. „Integration: Gesundheitsförderung wird bei allen wichtigen Entscheidungen und in allen Unternehmensbereichen berücksichtigt.

2. Partizipation: Die ganze Belegschaft wird einbezogen.

3. Projektmanagement: Alle Maßnahmen und Programme werden systematisch durchgeführt.

4. Ganzheitlichkeit: BGF beinhaltet sowohl verhaltens- als auch verhältnisorientierte Maßnahmen."[26]

Vor der Einführung eines BGM ist es unabdingbar, Ziele zu formulieren. Fragen können unter anderem sein, warum im eigenen Unternehmen ein BGM eingeführt werden soll und was dessen Einführung erreichen soll. Erst danach können Strategien für die einzelnen Handlungsfelder entwickelt werden. Die Handlungsfelder des betrieblichen Gesundheitsmanagements sind in der Abbildung 1 dargestellt. Wichtig ist, dass die Ziele messbar, realistisch, und allen Beteiligten bekannt sind und, dass sie von ihnen akzeptiert werden (siehe Qualitätskriterien 1 und 2). Sonst wird es problematisch sein, die geplanten Maßnahmen umzusetzen.[27] Der Grad der Zielerreichung kann dann beispielsweise durch eine erneute Mitarbeiterbefragung gemessen werden, wenn bereits eine vorangegangen ist. Das Ziel kann dabei die Verbesserung der Rückengesundheit oder das Empfinden der Mitarbeiter zum Betriebsklima sein, um einige Beispiele zu nennen.

Es kann eine Unterteilung der Ziele in strategische und operative Ziele vorgenommen werden:

Beispiele für strategische Ziele:

- den Krankenstand reduzieren
- den Gesundheitszustand der Beschäftigten erhalten

Beispiele für operative Ziele:

- körperliche Belastungen der Produktionsarbeiter reduzieren

---

[26] Zbw (2013), Web.
[27] Vgl. Wegner (2009), Web.

- Belastungen der Schichtarbeiter verringern

- gesunde Ernährung der Mitarbeiter fördern

Sind die Ziele formuliert, können Strategien für die einzelnen Handlungsfelder entwickelt werden. Zum einen gilt es, präventive Strategien zu formulieren. Hierbei werden Beschäftigte angesprochen, die anwesend, gesund und motiviert sind. Zum anderen werden korrektive Strategien formuliert, um die Beschäftigten zu berücksichtigen, die abwesend, krank und/oder demotiviert sind. Präventive Strategien des Arbeitsschutzes und der BGF werden mit den korrektiven Strategien des betrieblichen Eingliederungsmanagements und des Fehlzeitenmanagements sowie den Strategien aus der Personal- und Organisationsentwicklung kombiniert. [28]

Präventive Strategien:

- Gefahren am Arbeitsplatz sollen minimiert werden. Dazu wird eine Gefährdungsbeurteilung zur Beurteilung der bestehenden Gefahren erstellt.

- Ein erhöhter Schutz bei der Nachtarbeit durch genügend Regenerationsphasen und die Einhaltung des 8-Stunden Tages, um überlange Arbeitszeiten zu vermeiden, sollen durch Kontrollen gewährleistet werden.

- Das Bewusstsein der Mitarbeiter für eine gesundheitsfördernde Arbeitsweise soll gestärkt werden, um Krankheiten vorzubeugen.

Korrektive Strategien:

- Eine frühzeitige Wiedereingliederung soll gewährleistet werden. Gründe für die Abwesenheit, Krankheit, Demotivation sollen durch Gespräche mit dem Mitarbeiter z. B. direkt nach seinem Krankheitsfall erschlossen werden.

- Um einen Überblick über die Fehlzeitenentwicklung zu bekommen, wird monatlich der Krankenstand jeder Abteilung neben den Krankenstand des Gesamtbetriebs dargestellt.

Strategien aus Personal- und Organisationsentwicklung:

- Die Teamarbeit soll durch Gruppen- und Projektarbeiten gefördert werden.

---

[28] Vgl. ebd.

- Die Führungskräfte sollen zu Führungsseminaren bezüglich BGM angemeldet werden.

- Fort- und Weiterbildungen für Mitarbeiter jeder Altersklasse sollen organisiert werden.

5.2 Strukturen schaffen:

Das Zusammenspiel aller betrieblichen Strategien führt zu einem erfolgreichen BGM. Der Koordinator des Gesundheitsmanagements und das Steuerungsgremium bringen alle betrieblichen Bereiche zusammen. Ohne Einbindung der betroffenen Bereiche kann kein ganzheitliches BGM geschaffen werden.[29]

Im Folgenden werden der Ablauf sowie die Akteure des BGM mit ihrem Verantwortungsbereich und den dazugehörigen Aufgaben vorgestellt:

1. Der Koordinator des Gesundheitsmanagements und der Steuerungskreis werden ernannt. Die Verantwortung dafür trägt die Betriebsleitung.

2. Die Gründung des Steuerungskreises und die Anfertigung des Handbuches für das BGM, das eine vorangefertigte Mitarbeiterbefragung enthält, werden von der Betriebsleitung sowie dem Koordinator für das Gesundheitsmanagement übernommen.

3. Auf der ersten Steuerungskreissitzung wird der Inhalt des Betriebshandbuches Gesundheitsmanagement diskutiert und protokolliert. Verantwortlich dafür sind die Betriebsleitung und der Koordinator für das GM.

4. Die Top-Themen für die zweite Sitzung werden durch die Betriebsleitung festgelegt.

5. Auf der zweiten Steuerungskreissitzung wird über den Inhalt des Handbuches abgestimmt. Der Inhalt der Sitzung wird protokolliert. Die Betriebsleitung und Personalvertretung schließen mit dem Handbuch eine Betriebsvereinbarung ab.

6. Die Geschäftsführung und der Koordinator für das GM informieren gemeinsam mit der Personalvertretung die Führungskräfte und Mitarbeiter auf einer Betriebsversammlung oder per Rundschreiben o. Ä. über die neue Betriebsver-

---

[29] Vgl. ebd.

einbarung zum Gesundheitsmanagement und über die geplante Mitarbeiterbefragung.

7. Die Personalabteilung organisiert Seminare für die Führungskräfte.

8. Die Abteilungsleiter geben die Termine für die Abteilungsbesprechungen nach der Mitarbeiterbefragung bekannt.

9. Der Steuerungskreis erhält die betriebsinterne Fehlzeitenstatistik von der Personalabteilung. Personalabteilung, Betriebsarzt, Sicherheitsfachkraft und Koordinator dokumentieren und bewerten jährlich den Gesundheitsbericht, die Fehlzeitenstatistik, die MA-Fluktuation und die Gefährdungsbeurteilung. Und der Steuerungskreis protokolliert den Handlungsbedarf.

10. Die Fragebögen zur Mitarbeiterbefragung werden vom Koordinator für GM nach Absprache mit der Personalvertretung und dem Datenschutzbeauftragten an die Belegschaft ausgegeben.

11. Die Personalabteilung teilt dem Auswertungsteam die Anzahl der Mitarbeiter je Abteilung und des Gesamtbetriebs mit.

12. Die Fragebögen werden in jeder Abteilung anonym in eine Urne eingeworfen und schließlich vom jeweiligen Abteilungsleiter eingesammelt. Die Fragebögen gelangen durch ihn zum Auswertungsteam.

13. Die Fragebögen werden ausgewertet und die Ergebnisse dem Steuerungskreis sowie den Abteilungsleitern mitgeteilt.

14. Der Steuerungskreis und der Koordinator verantworten die Bekanntgabe des Gesamtergebnisses der Fragebögen an die Abteilungsleiter.

15. Die jeweiligen Abteilungsleiter kommunizieren die Ergebnisse an die Mitarbeiter, führen Abteilungsbesprechungen zu den Fragebögen durch und protokollieren diese. Die Abteilungsleiter, der Koordinator, die Personalvertretung, der Betriebsarzt und die Sicherheitsfachkraft sind verantwortlich für die Durchführung von Mitarbeiterbefragungen zu den Arbeitsbedingungen, Workshops, Gesundheitszirkeln sowie Begehungen und sie protokollieren die Ergebnisse.

16. Der Betriebsarzt, der Arbeitsschutzbeauftragte und die Sicherheitsfachkraft nehmen Arbeitsplatzbegehungen vor und erstellen eine aktuelle Gefährdungsbeurteilung.

17. Die Betriebsleitung und der Koordinator besprechen die Top-Themen für die dritte Steuerungskreissitzung.

18. Das Thema der dritten Sitzung sind die aktuelle Gefährdungsbeurteilung und die Protokolle der Abteilungsbesprechungen, die durch die jeweiligen Abteilungsleiter durchgeführt wurden.

19. Der Steuerungskreis legt Verbesserungsmaßnahmen anhand der Protokolle und der Gefährdungsbeurteilung fest.

20. Die Abteilungsleiter setzen die Verbesserungsmaßnahmen um, und ergänzen die Protokolle der bisherigen Abteilungsbesprechungen und die Gefährdungsbeurteilung um die Ergebnisse der bereits umgesetzten Maßnahmen.

21. Die Betriebsleitung beschließt die Top-Themen der vierten Steuerungskreissitzung.

22. Das Protokoll der vierten Sitzung und die aktualisierte Gefährdungsbeurteilung werden an die Abteilungsleiter weitergegeben.

23. Unter der Verantwortung des Koordinators und des Steuerungskreises wird die Befragung der Belegschaft wiederholt. [30]

Der Betriebsarzt

beteiligt sich aktiv am BGM, an Arbeitsplatzbegehungen und an der Interpretation von Ergebnissen von Analysen wie der Gefährdungsbeurteilung und der Mitarbeiterbefragung.

Der Koordinator GM

Ist hierarchisch direkt unterhalb der Betriebsleitung positioniert. Er trägt für die Einführung und Umsetzung des Gesundheitsmanagements die Verantwortung und ist der Ansprechpartner für alle am BGM-Prozess Beteiligten. Der Koordinator ist Federführer des BGM-Handbuches und organisiert zudem die Mitarbeiterbefragungen. [31]

Auf den Steuerkreissitzungen

werden die Inhalte des BGM-Handbuches besprochen und abgestimmt. Die Steuerungskreissitzungen finden im Rahmen des Arbeitsschutzausschusses statt. Der Ar-

---

[30] Vgl. Mollenkopf (2010), Web.
[31] Vgl. ebd.

beitsschutzausschuss wird um den Aufgabenbereich Gesundheitsmanagement ergänzt. Im Steuerungskreis sind die Betriebsleitung, die Personalvertretung, die Personalabteilung, der Koordinator GM, der Betriebsarzt, die Sicherheitsfachkraft, die Schwerbehindertenvertretung und ein Frauenbeauftragter vertreten. In den Aufgabenbereich des Steuerungskreises fallen die Einführung, die Entwicklung von Ziel- und Betriebsvereinbarungen zum BGM und die Umsetzung des BGM unter Beachtung der Qualitätskriterien der Gesundheitsförderung. Für die Durchführung des BGM werden die notwendigen materiellen und personellen Ressourcen durch den Steuerungskreis sichergestellt. Zudem verantwortet der Steuerungskreis die Erfolgskontrolle und das Beschließen von Maßnahmenvorschlägen der Abteilungsleiter.[32] Diese Maßnahmenvorschläge resultieren aus den Abteilungsbesprechungen.

Die Beschlüsse jeder Steuerungskreissitzung werden schriftlich festgehalten.

Die Federführer des Steuerungskreises erweitern vor jeder Sitzung das Protokoll der letzten Sitzung um die umgesetzten Maßnahmen und den Erfolg dieser. Zudem aktualisieren diese die Gefährdungsbeurteilung.

Das Protokoll und die Gefährdungsbeurteilung werden von der Betriebsleitung unterschrieben. Außerdem fällt die Koordination der Zusammenarbeit aller am BGM Beteiligten in den Aufgabenbereich des Steuerungskreises.[33]

Die Führungskräfte

agieren als Vorbilder für die Mitarbeiter. Nur wenn das BGM als Führungsaufgabe wahrgenommen wird, kann es nachhaltig wirken. Die persönliche Überzeugung der Führungskräfte wirkt auf die Mitarbeiter und kann sie motivieren oder aber demotivieren. Daher ist es für die Abteilungsleiter wichtig, nach der Bewertung ihrer Führungsqualitäten durch die Mitarbeiterbefragung weitere Führungsseminare zu besuchen, um so ihren Führungsstil zu verbessern.

Die Mitarbeiterbefragung

wird jährlich durchgeführt. Dies ist von hoher Priorität, da sie vor allem Fehlbelastungen am Arbeitsplatz und ein gestörtes Betriebsklima aufdecken kann. Ursachen für ein gestörtes Betriebsklima können zwischenmenschliche Konflikte sein oder auch Führungsmängel.

---

[32] Vgl. F-bb (2012), Web.
[33] Vgl. Mollenkopf (2010), Web.

Die Mitarbeiter

werden per E-Mail, über Aushänge am Schwarzen Brett, auf einer Betriebsversammlung oder durch Rundschreiben über die Mitarbeiterbefragung informiert. Die Informationsbekanntgabe sollte einen Hinweis an die Mitarbeiter beinhalten, dass diese sich nach der Befragung an Lösungsvorschlägen aktiv beteiligen können. Der Aufruf zur Mitarbeiterbefragung wird von der Betriebsleitung, der Personalvertretung, dem Betriebsarzt und dem Datenschutzbeauftragten unterschrieben und auf die Rückseite des Fragebogens kopiert. Dieser wird mit der Lohnabrechnung an die Mitarbeiter verschickt. Den Versand und die Annahme der Unterlagen organisiert die Personalvertretung.

Das Auswertungsteam

erfasst die Fragebögen. Wegen des Datenschutzes darf nur das Auswertungsteam Zugriff auf die Ergebnisse haben. Die Ergebnisse werden dem Steuerungskreis zur Verfügung gestellt und im Intranet den Mitarbeitern zur Verfügung gestellt. Ferner informieren die Abteilungsleiter die Mitarbeiter noch am selben Tag über die Veröffentlichung der Ergebnisse im Intranet. Der Betriebsarzt diskutiert vor der Abteilungsbesprechung mit den Abteilungsleitern die Ergebnisse der Befragung.

Die Abteilungsleiter

werden vorab in einer Abteilungsleiterbesprechung auf Ihre Aufgabe, eine Abteilungsbesprechung mit den Mitarbeitern durchzuführen, vorbereitet. Ziel dieser Besprechung ist eine Interpretation und Diskussion der abteilungsbezogenen Umfrageergebnisse im Vergleich zum Gesamtergebnis. Befragungsergebnisse, die einen Hinweis auf Führungsmängel geben, sollten vom Abteilungsleiter selbst angesprochen werden, um die Mitarbeiter vom Interesse des Abteilungsleiters an einer Problemlösung zu überzeugen. An der Besprechung beteiligen sich der Betriebsarzt und die Sicherheitsfachkraft, um bei der Interpretation der Ergebnisse zu unterstützen. Der Abteilungsleiter ermittelt in der Besprechung die Ursachen der auffälligen Häufungen in den Ergebnissen der Mitarbeiterbefragung. Die Mitarbeiter können zudem eine Kopie ihres Mitarbeiterfragebogens mit ihren persönlichen Daten an den Betriebsarzt schicken lassen. Diese Möglichkeit muss vorher mit dem Datenschutzbeauftragten, dem Betriebsarzt und der Personalvertretung abgestimmt werden. Die Ergebnisse der Besprechung werden ohne namentliche Nennung protokolliert.

Das von dem jeweiligen Abteilungsleiter unterschriebene Protokoll wird dem SK ausgehändigt. Dieses wird auch den Mitarbeitern der Abteilung bekannt gegeben.

Arbeitsplatzbegehungen

Nach der Mitarbeiterbefragung werden vom Betriebsarzt, der Sicherheitsfachkraft und dem Arbeitsschutzbeauftragten Arbeitsplatzbegehungen in den problematischen Bereichen durchgeführt. Die Erkenntnisse werden dokumentiert und die Gefährdungsbeurteilungen aktualisiert.

Maßnahmen

Der SK diskutiert auf seiner 3. Sitzung über die Ergebnisse der Mitarbeiterbefragung, über die Lösungsvorschläge aus den Protokollen der Abteilungsbesprechungen und über die Erkenntnisse aus den Arbeitsplatzbegehungen. Der SK ändert und beschließt die vorgeschlagenen Maßnahmen der Abteilungsleiter. Die Abteilungsleiter erhalten das Protokoll der Sitzung, die aktuelle Gefährdungsbeurteilung und das überarbeitete Protokoll der Abteilungsbesprechung. Die Abteilungsleiter sind für die Umsetzung der Maßnahmen innerhalb einer bestimmten Frist verantwortlich. Auf der 4. SK-Sitzung werden das von den Abteilungsleitern aktualisierte Protokoll der Abteilungsbesprechung und die von ihnen aktualisierte Gefährdungsbeurteilung geprüft und die Probleme, die bei der Umsetzung der Maßnahmen entstanden sind, besprochen. Die Abteilungsleiter erhalten ein Protokoll der 4. Sitzung. [34]

Gesundheitszirkel

Zusätzlich zu den Abteilungsbesprechungen können Gesundheitszirkel durchgeführt werden. In dem Zirkel können die Beschäftigten ihre Probleme benennen und gemeinsam mit allen Beteiligten Problemlösungsvorschläge erarbeiten. Die Gesundheitszirkel finden in der Regel alle zwei bis vier Wochen statt. Alle Mitarbeiter der jeweiligen Abteilung sowie die Sicherheitsfachkraft und der Betriebsarzt sind im Zirkel vertreten. Weitere Experten können hinzugezogen werden. Von der Teilnahme der Führungskräfte ist abzuraten, da die Beschäftigten Problemfelder ansprechen können, die sie sonst nicht ansprechen würden. Dazu muss ihnen zugesichert werden, dass die angesprochenen Inhalte nur vollständig anonymisiert nach außen dringen. Die Ergebnisse werden protokolliert und an den Steuerungskreis weitergeleitet. [35] Krankenkassen bieten erfahrene Moderatoren für die Leitung eines Gesundheitszirkels und eines Workshops an.

---

[34] Vgl. ebd.
[35] Vgl. F-bb (2012), Web.

Der Workshop

ist im Unterschied zum Gesundheitszirkel eine Einzelveranstaltung und dient dem Abteilungsleiter sowohl zur vertiefenden Problemanalyse von erhobenen Daten mit einer anschließenden Erarbeitung von Lösungsvorschlägen als auch zur Umsetzung der vom Steuerungskreis beschlossenen Maßnahmen. In dem Workshop wird besprochen, wie und durch wen die einzelnen Maßnahmen umgesetzt werden.[36] Der Workshop setzt sich aus dem Betriebsarzt, der Sicherheitsfachkraft und den Mitarbeitern zusammen. Auch Experten aus anderen Abteilungen können daran teilnehmen.[37]

Die Möglichkeiten einer Betriebsvereinbarung zu den Handlungsfeldern Personalmanagement, Gesundheitsförderung, Arbeitsschutzmanagement, Notfallplan und Krisenmanagement sowie Suchtprävention werden hier wegen ihres Umfangs nicht berücksichtigt. Diese sind im GABEGS des Bayerischen Staatsministeriums für Arbeit und Sozialordnung, Familie und Frauen zu finden.

Das Handbuch BGM

ist eine Betriebsvereinbarung, die vom Betriebsarzt und der Sicherheitsfachkraft erstellt wird. Der Entwurf des Handbuches wird auf der 1. SK Sitzung besprochen und stets den aktuellen Entwicklungen angepasst.[38]

6 Das Gesundheitszentrum

6.1 Einleitung

Das Gesundheitszentrum hat sich auf die orthopädische und kardiologische Rehabilitation spezialisiert. Größtenteils werden Reha-Patienten aus dem naheliegenden Krankenhaus betreut. Die Patienten werden, um ihre Selbständigkeit und Gesundheit wiederzuerlangen, von Physio- sowie Ergotherapeuten individuell betreut. Außerdem haben die Reha-Patienten die Möglichkeit an Gymnastikstunden teilzunehmen und trainieren unter der Aufsicht von Fitnesslehrern, Sportwissenschaftlern, Diplom-Sportlehrern, Fachärzten und Physio- sowie Ergotherapeuten an den Geräten. Das

---

[36] Vgl. ebd.
[37] Vgl. Mollenkopf (2010),Web.
[38] Vgl. ebd.

Gerätetraining wird für Kardiopatienten um das Ergometer ergänzt. Das Training wird hierbei durch das medizinische Personal überwacht.

6.2 Das Präventionsangebot

Zu dem Dienstleistungsangebot im Rahmen des BGM, zählen auf die Zielgruppe abgestimmte Vorträge z. B. zur „Rückenschule", die beim Unternehmen vor Ort angeboten werden können, und die Präventionskurse. Diese werden in der 5. Etage in den Gymnastikräumen überwiegend abends oder auch außerhalb des Gesundheitszentrums beim Kunden angeboten. Folgende Präventionskurse bietet das Gesundheitszentrum im Rahmen der vier Handlungsfelder der Steuerbefreiung nach § 3 Nr. 34 EStG an:

1. Handlungsfeld: Bewegung

Power Bauch und Rücken: Das gezielte Training kräftigt intensiv die Bauch- und Rückenmuskulatur, um Schmerzen vorzubeugen. Durch das Training wird die Beweglichkeit der einzelnen Wirbelteile gefördert: das sorgt für eine bessere Haltung.

Rückenfitness Premium:
Die Teilnehmer führen hier ein Übungsprogramm speziell zur Stärkung des Rückens, zur Mobilisation und Stabilisation durch. Das Rückenprogramm wird im Gymnastikraum und an den Trainingsgeräten unter professioneller Anleitung durchgeführt.

Pilates: Die Übungen sind geeignet für Arbeitnehmer, die einseitigen Belastungen ausgesetzt sind oder eine körperlich belastende Tätigkeit ausführen. Bei den Übungen werden der Bereich zwischen Brustkorb und Becken und die umgebenden Muskeln gestärkt das stabilisiert den Rücken. Das entspannende Training baut Verspannungen ab und schafft einen mentalen Ausgleich.

Gymnastik für eine starke Mitte / Beckenbodengymnastik: Da der Beckenboden ein Tabuthema ist, geht es um die Wissensvermittlung über den Aufbau und die Funktion des Beckenbodens. Es geht darum, Erkrankungen vorzubeugen. Da der Beckenbodenmuskel die Bauch- und Rückenmuskulatur unterstützt, stellt er eine wichtige Grundlage für die gesunde Haltung dar.

2. Handlungsfeld: Entspannung

Thai Chi: Thai Chi ist eine aus China stammende Kampfkunst. Durch das chinesische Schattenboxen werden Körper, Geist und Seele ins Gleichgewicht gebracht. Es sind keine kraftvollen Übungen. Thai Chi soll eine Muskelentspannung und eine bessere Beweglichkeit der Gelenke durch das feine und koordinierte Bewegungstraining bewirken.

Qi Gong: Für Fortgeschrittene und Anfänger werden beim Qi Gong unterschiedliche Entspannungs- und Heilübungen in Ruhe und in Bewegung angeboten.

Hatha Yoga: Als bekannteste Form des Yogas hat sie die absolute körperliche und geistige Entspannung zum Ziel. Hatha Yoga ist ein Zusammenspiel aus verschiedenen Atemtechniken und Körperhaltungen.

3. Handlungsfeld: Ernährung

„Mal eben schlank": Dabei handelt es sich um einen Ernährungskurs zur Gewichtsreduktion und Gewichtserhaltung. In der Theorie wird Wissen über Nährstoffe vermittelt, und es wird eine Möglichkeit erarbeitet, die Ernährung umzustellen. In der Praxis werden verschiedene Rezepte ausprobiert, und die Teilnehmer lernen, beim Kochen Fett einzusparen.

Das vierte Handlungsfeld, die Suchtprävention, zählt nicht zum Dienstleistungsbereich des Gesundheitsdienstleisters. Nach § 3 Nr. 34 EStG sind 500 Euro im Jahr je Versicherten steuer- und sozialversicherungsfrei gestellt. Das bedeutet: Der Arbeitgeber kann sich eine Belohnung für die Mitarbeiter überlegen, indem er die Präventionskurse für die Mitarbeiter finanziert.

6.3 Die Diagnostik

Im Rahmen von Gesundheitstagen wird entweder eine Gymnastikeinheit „Bewegte Pause" oder z. B. eine Wirbelsäulenvermessung in Unternehmen angeboten. Die Diagnostik umfasst:

Die Medi-Mouse ist ein Messgerät zur genauen computerunterstützten Darstellung der Form und Beweglichkeit der Wirbelsäule. Die Medi-Mouse wird mit der Hand an der Wirbelsäule entlang geführt. Der Messkopf misst die Abstände zwischen den Wirbelsäulenkörpern.

Nach der Messung wird die Wirbelsäule in 2D mit allen klinisch relevanten Daten auf dem PC abgebildet. Auffälligkeiten werden sofort am Bildschirm sichtbar.

MFT S3-Check: Der persönliche S3-Wert wird durch die Analyse der Symmetrie, Stabilität und Sensomotorik ermittelt. Der individuelle S3-Wert gibt Aufschluss über die Koordinationsfähigkeit der Person. Dazu stellt sich die Testperson auf eine bewegliche Standfläche und versucht, das Gleichgewicht innerhalb eines bestimmten Zeitrahmens zu halten. Spezielle Sensoren erfassen die Bewegungsabweichungen der Person von der Plattenmitte und errechnen den Stabilitäts- und Sensomotorik-Index, während ein Neigungssensor die Bewegung der Standfläche im Symmetrie-Index ausdrückt.

Cardio-Scan: Der Cardio-Scan beschreibt eine Herzfunktionsanalyse. Es wird ein EKG durchgeführt und dieses in einem dreidimensionalen Herzportrait dargestellt. Veranschaulicht wird dadurch die Herzfunktion in den einzelnen Abschnitten. Zusätzlich erscheinen eine Gesamtbewertung des Stress- sowie Herzzustandes und eine EKG-Bewertung.
So werden mögliche Risiken für das Herz sichtbar.

Kraftmessung: Bei dieser Kraftmessung handelt es sich um eine Messung der Maximalkraft gegen einen unüberwindbaren Widerstand. Die Maximalkraftwerte der Bauch- und Rückenmuskulatur werden gemessen. Daraus resultierend werden Empfehlungen zum Krafttraining an die Testperson gegeben.

Weitere Diagnostiken, die nicht für den mobilen Einsatz geeignet sind:
Spiroergometrie: Hierbei handelt es sich um eine Analyse der Atemgase unter körperlicher Belastung. Die chemische Zusammensetzung der Atemluft verschafft Erkenntnisse über den Grundumsatz, d. h. den Kalorienverbrauch in Ruhe, die Leistungsfähigkeit, den Fettstoffwechsel und die anaerobe Schwelle. Die Messung wird entweder auf dem Laufband oder auf dem Fahrradergometer durchgeführt.

Die FPZ-Analyse: Durch genaue Messungen der Beweglichkeit von Rumpf- und Halswirbelsäule sowie der Kraft aller wichtigen Muskelgruppen entsteht ein muskuläres Bild der Wirbelsäule. Die Messdaten werden von einem Softwareprogramm mit den Vergleichsdaten von gesunden Personen im gleichen Alter abgeglichen.

Die Diagnostik wird allerdings nicht von der Krankenkasse übernommen, da sie nicht unter §§ 20 und 20 a des SGB V fällt. Die Präventionskurse werden in 8090 % der Fälle bis zu zweimal im Jahr von der Krankenkasse erstattet.[39] Das FPZ-Rückenkonzept fällt unter §§ 20 und 20a des SGB V. Doch die Kassen übernehmen FPZ wegen einer Budgetbegrenzung bisher nur in Einzelfällen. Daher lohnt es sich vorher, bei der Kasse nachzufragen. Aufgrund eines vom Gesetz vorgeschriebenen Richtwertes für Ausgaben in Höhe von 2,74 Euro (Stand 2010) je Versicherten, für die Wahrnehmung der Aufgaben nach § 20 SGB V Abs. 1, können nicht alle sinnvollen und wirksamen Leistungen der Prävention und Gesundheitsförderung durch die Krankenkasse finanziert werden. Der Fokus liegt auf Zielgruppen mit hohem Bedarf auch unter dem Gesichtspunkt der Förderung gesundheitlicher Chancengleichheit.[40] Das FPZ-Rückenkonzept ist eine analysegestützte medizinische Trainingstherapie zur Stärkung der Wirbelsäulenmuskulatur. Entwickelt wurde das Konzept, um Rückenschmerzen vorzubeugen und um diese zu beseitigen. Das FPZ-Konzept verfolgt das Rückenmuskelaufbautraining am Gerät, Stretchingübungen, Übungen zur Entlastung der Wirbelsäule und zur Entspannung der Muskulatur an Hals, Nacken und Rumpf. Wegen der Budgetbegrenzung der Krankenkasse werden die Kosten für das FPZ-Konzept erst nach einer Überprüfung der Schwere des Rückenleidens beim einzelnen Patienten übernommen.[41]

7 Mögliche Kostenersparnisse

Nach der zum 01.01.2008 eingeführten Steuerbefreiungsvorschrift des § 3 Nr. 34 EStG sind die zusätzlich zum ohnehin geschuldeten Arbeitslohn erbrachten Leistungen des Arbeitgebers zur Verbesserung des allgemeinen Gesundheitszustandes und der BGF steuer- und sozialversicherungsfrei gestellt.

Voraussetzungen für die Befreiung sind:

- Die Leistungen müssen den Anforderungen der §§20 und 20 a des SGB V entsprechen. Eine Zusammenfassung der Anforderungen beinhaltet der Präventionsleitfaden der Krankenkassen.
- Die Leistungen dürfen den Betrag von 500 Euro je Mitarbeiter pro Jahr nicht übersteigen
- Es dürfen keine Gehaltsumwandlungen vorgenommen werden
- Die Leistungen werden zusätzlich zum geschuldeten Arbeitslohn angeboten

Geltungsbereich der Steuerbefreiung:

---

[39] Vgl. Simon et al. (2011), S. 81.
[40] Vgl. GKV-Spitzenverband (2010), Web.
[41] Vgl. Schönfeld et al. (2013), S. 371.

- Steuerbefreit sind auch Kurse, die im Unternehmen für den Arbeitnehmer angeboten werden.
- Die Steuerbefreiung gilt für Sachleistungen, für Barzahlungen und auch für Barzuschüsse an die Arbeitnehmer für externe Veranstaltungsangebote
- Die Kurse entsprechen einem Bereich aus den vier Handlungsfeldern: Bewegung, Stressprävention, Ernährung und Suchtprävention.
- Nicht unter die Steuerbefreiung fallen Zuschüsse für Mitgliedbeiträge an das Fitnessstudio oder den Sportverein. Wird die Teilnahme an Präventionskursen (z. B. Pilates, Yoga etc.) unabhängig vom Mitgliedschaftsbeitrag angeboten, ist der Zuschuss des Arbeitgebers steuer- und sozialversicherungsfrei gestellt.[42]

Hinweis: Schließt der Arbeitgeber mit dem Fitnessstudio einen Vertrag von maximal monatlich 44,00 Euro ab und bezahlt diesen Beitrag monatlich an das Fitness-Studio, erhält der Arbeitnehmer über den Arbeitgeber eine steuer- und sozialversicherungsfreie Leistung. Der lohnsteuerpflichtige Sachbezug wird hierbei nach § 8 Abs. 2 Einkommensteuergesetz (EStG) auf die 44-Euro-Freigrenze angerechnet. Voraussetzung für die Befreiung ist, dass der Arbeitgeber keine zusätzlichen Sachbezüge mehr gewährt, d. h. zusätzliche Bahnfahrkarten oder Benzingutscheine etc. sind nicht steuerbefreit. Fahrtkosten mit eigener Befreiungsvorschrift können weiterhin gewährt werden.[43]

Nachweise:
- Die Leistung muss dem einzelnen Arbeitnehmer zugeordnet werden können.
- Bei einem Barzuschuss muss eine Teilnahmebescheinigung des Arbeitnehmers zu den Lohnunterlagen beigelegt werden.

Das folgende Rechenbeispiel dient zur Verdeutlichung der Ersparnisse, die der Arbeitnehmer nach der Zahlung von 500 Euro auf 12 Monate verteilt behält.
Frau Müller hat keine Kinder. Sie verdient 2900 Euro brutto und hat die Steuerklasse I. Dazu lebt sie in NRW. Der Berechnung liegen die Lohnsteuertabelle sowie die Sozialversicherungsbeiträge aus dem Jahr 2012 zugrunde.

---

[42] Vgl. Grebing; Wagner ;Boller und Partner (2012), Web.
[43] Vgl. Heppner (2009), Web.

Berechnung ohne die Zahlung des Arbeitgebers: 2900 Bruttolohn

-Lohnsteuer:	0443,91 Euro
-Kirchensteuer:	0039,95 Euro
-Solidaritätszuschlag:	0024,41 Euro
-AN-Anteil zur KV:	0237,80 Euro
-AN-Anteil zur PV:	0035,53 Euro
-AN-Anteil zur RV:	0284,20 Euro
-AN-Anteil zur AV:	0043,50 Euro
=Zahlungsbetrag	1109,30 Euro

Berechnung mit der Zahlung des Arbeitgebers: 2941,66 Bruttolohn

-Lohnsteuer:	0455,25 Euro
-Kirchensteuer:	0040,97 Euro
-Solidaritätszuschlag:	0025,03 Euro
-AN-Anteil zur KV:	0241,22 Euro
-AN-Anteil zur PV:	0036,04 Euro
-AN-Anteil zur RV:	0288,28 Euro
-AN-Anteil zur AV:	0044,12 Euro
=Zahlungsbetrag	1130,91 Euro

	1130,91 Euro
-	1109,30 Euro
=	0021,61 Euro[44]

21,61 Euro*12 Monate= 259,31 Euro verliert der Arbeitnehmer durch Steuer- und Sozialabgaben im Falle einer Gehaltserhöhung. Den Betrag von 259,31 Euro behält der Arbeitnehmer, wenn die 500 Euro für Leistungen nach §§ 20 und 20 a des SGB V ausgegeben werden. Damit hat er eine Ersparnis von 259,31 Euro.[45]

Ein Beispiel zur Verdeutlichung der Kostenersparnis des Unternehmers wurde außer Acht gelassen, da das betriebliche Steuerrecht zu umfangreich und komplex gestaltet ist.

---

[44] Quelle selbsterstellt
[45] Vgl. Grebing; Wagner; Boller und Partner (2012),Web.

Wird der jährliche steuer- und sozialversicherungsfreie Höchstbetrag von 500 € je Arbeitnehmer überschritten, ist zu prüfen, ob es sich beim übersteigenden Betrag um eine nicht zu Arbeitslohn führende Maßnahme im ganz überwiegenden eigenbetrieblichen Interesse des Arbeitgebers handelt. Entscheidend für das überwiegend eigenbetriebliche Interesse des Arbeitgebers sei, ob die Art der jeweiligen Berufstätigkeit als solche zu einer erhöhten Anfälligkeit für [Rücken-] Beschwerden führe und die angebotene Maßnahme die Beschwerden lindere oder ihnen vorbeuge, so dass Krankheitstage verringert werden könnten.[46]

Handelt es sich bei der Maßnahme um eine Maßnahme im überwiegend eigenbetrieblichen Interesse, ist diese unabhängig von dem 500-Euro-Freibetrag steuer- und sozialversicherungsfrei gestellt.

8 Hemmnisse für die Einführung eines BGM

Das BGM ist gut integrierbar und bringt dem Unternehmen und seinen Mitarbeitern viele Vorteile. Fraglich ist jedoch, was die Unternehmen daran hindert, das BGM einzuführen, obwohl die Gesundheitsförderung seit der Ottawa-Charta 1986 bekannt ist und die Krankenkassen schon vor 1996 Interventionsmaßnahmen der BGF durchführten.[47] Die Initiative Gesundheit und Arbeit nennt in ihrem iga-report 20 folgende Gründe:

1. mangelndes Wissen

2. keine Zeit

3. kein zuständiges Personal

4. nicht ausreichende Finanzen

Sie stellt folgende Lösungsvorschläge vor:

Zu Grund 1: Experten der Kranken- und Unfallversicherung unterstützen bei der Einführung und der Umsetzung der Maßnahmen. Durch die Neuerung des § 20 SGB V im Jahr 2000 wurde das Handlungsfeld der Krankenkassen um den Arbeitsschutz ergänzende Maßnahmen der BGF erweitert. Die Handlungsfelder und Qualitätskriterien für Leistungen zur Primärprävention und BGF sind im Präventionsleitfaden beschrieben. Seit dem 01. April 2007 wurde mit § 20a SGB V die BGF zur Pflicht für die Kranken-

---

[46] Schönfeld et al. (2013), S. 371.
[47] Vgl. Kuhn et al. (2006), Web.

kassen. Bei der Wahrnehmung ihrer Aufgaben sollen sie mit der Unfallversicherung zusammenarbeiten.[48]

Zu Grund 2: Durch das BGM können Problemfelder aufgedeckt und damit Arbeitsabläufe optimiert werden. Durch optimale Arbeitsabläufe wird Zeit eingespart.

Zu Grund 3: Die Mitarbeiter sind die Experten für ihren Arbeitsplatz. Problemfelder können so schnell identifiziert werden. Um eine effiziente Umsetzung des BGM zu gewährleisten, müssen Verantwortliche für die einzelnen Schritte des BGM-Prozesses benannt werden (siehe Punkt 5- Aufbau des BGM-Systems).

Zu Grund 4: Eine Investition in die Gesundheit der Mitarbeiter lohnt sich, denn für jeden investierten Euro könnten bei den Fehlzeiten mindestens 1,92 Euro, bei den medizinischen Kosten mindestens 1,77 Euro eingespart werden (siehe Punkt 4.2- Nutzen aus Sicht des Unternehmens).[49]

Es gilt, diese Informationen an die Personalleitung der Unternehmen heranzutragen.

9 Besonderheit KMUs

Da von den 4,86 Millionen deutschen Unternehmen nur knapp 19 000 Unternehmen in Deutschland über 250 Mitarbeiter beschäftigen, kann man in Deutschland von einem Land der kleinen und mittelständischen Unternehmen sprechen.[50] Da die Anzahl der KMUs überwiegt, wird im Folgenden die spezielle Problematik bezüglich der Einführung und Umsetzung eines BGM thematisiert. KMUs verfügen oft über wenig personelle und räumliche Ressourcen, sodass zur Einführung des betrieblichen Gesundheitsmanagements erstmals Impulsworkshops stattfinden, in deren Rahmen die gesamte Belegschaft an einem Tisch sitzen kann. Dies geschieht nur, falls das Unternehmen klein ist. Ansonsten werden direkt Gesundheitszirkel gebildet. In diesen Workshops geht es darum, die Beschäftigten über das Vorhaben des Gesundheitsmanagements zu informieren und die Belastungssituation der Beschäftigten sowie potenzielle Lösungsansätze dazu zu erfragen. Es wird eine Mitarbeiterbefragung oder es werden Einzelinterviews durchgeführt. Bei den Einzelinterviews wird den Mitarbeitern Anonymität zugesichert. Sie werden bei einer sehr geringen Beschäftigtenzahl empfohlen. Die Ergebnisse der Befragung sowie eine aktualisierte Gefährdungsbeurteilung können im

---

[48] Vgl. DGUV (2009), Web.
[49] Vgl. Iga (2012),Web.
[50] Vgl. Noack (2012), Web.

nächsten Workshop diskutiert werden, dort können auch erste Maßnahmenvorschläge gefunden werden. Ein Gesundheitsprogramm mit verhaltens- und verhältnisorientierten Maßnahmen wird erstellt. Für Veränderungen in der Arbeitsorganisation, der Verhältnisprävention, werden Projektgruppen gebildet, um die vorgeschlagenen Maßnahmen umzusetzen. In diesen Gruppen werden die Zuständigkeiten sowie der Zeitraum der Umsetzung geklärt. Im nächsten Workshop werden die Maßnahmen bewertet. Dazu reicht eine Rückmeldung der Mitarbeiter, oder es wird erneut eine Mitarbeiterbefragung durchgeführt, um einen Vergleich zu erstellen. Für ein nachhaltiges Gesundheitsmanagement werden Gesundheitszirkel mit 5 bis 8 Beschäftigten aus allen Bereichen gebildet. Idealerweise wird der Gesundheitszirkel durch einen externen Moderator geleitet, da dieser neutral ist. Die Ergebnisse der Sitzungen werden an die Geschäftsleitung kommuniziert sowie die vorgeschlagenen Maßnahmen im günstigsten Fall genehmigt und durch die Bildung von Projektgruppen umgesetzt. Die umgesetzten Maßnahmen werden im nächsten Gesundheitszirkel bewertet, neue Maßnahmenvorschläge diskutiert und die Ergebnisse an die Geschäftsleitung weitergegeben. Ein zum Promoter geschulter Mitarbeiter kann das Gesundheitsmanagement nachhaltig ins Unternehmen integrieren, indem er die Mitarbeiter als deren Ansprechpartner über neue Angebote, Kurse und Aktionen informiert.[51]

Die Gesundheitsangebote müssen ferner bei KMUs relativ betrachtet mit größerem Aufwand organisiert werden als bei Großunternehmen, die über eine große Beschäftigtenzahl und große Räumlichkeiten verfügen. Gesundheitskurse können zum Beispiel wegen der Räumlichkeiten oft nicht im Haus durchgeführt werden, sodass dann auf Gesundheitsangebote in der Region zurückgegriffen werden muss, die für alle Beschäftigten zeitnah zu erreichen sind. Dies kann zu hohen Kosten und Qualitätseinbußen führen, da die Auswahl an Anbietern eingeschränkt ist.

Ein Lösungsansatz ist hier die Kooperation mit einem Großunternehmen in der Nachbarschaft, das BGM bereits umsetzt und Gesundheitskurse in seinen eigenen Räumlichkeiten anbietet. Zudem kann die Kooperation mit anderen Unternehmen den eigenen Aufwand bei der Einführung und Umsetzung von BGM durch einen regen Erfahrungsaustausch reduzieren. Das InnoGema-Netzwerk ist ein Forschungsprojekt der Hochschule für Technik und Wirtschaft und wurde vom Bundesforschungsministerium zwischen 2007 und 2011 gefördert. Die Hochschule baute das Netzwerk mit kleinen und mittelständischen Unternehmen und Anbietern von Gesundheitsdienstleistungen aus. Durch diese Plattform wird den KMUs der Einstieg in das BGM erleichtert. Eine

---

[51] Simon et al. (2011), S. 48ff.

Erstberatung wird angeboten, und der Erfahrungsaustausch mit anderen Netzwerk-partnern ist möglich. Zudem können KMUs auf der Plattform geeignete Dienstleister und Berater finden, denn die Qualität der Leistungen wird transparent dargestellt. Die Dienstleistungen und Kurse können direkt über das Internetportal ausgewählt und ge-bucht werden. Auch können Mitarbeiter aus dem eigenen Unternehmen und die Mitar-beiter eines Netzwerkunternehmens gemeinsam einen Kurs besuchen. Die Wahr-scheinlichkeit, dass ein Kurs zustande kommt, ist wegen der hohen potenziellen Teil-nehmerzahl höher.[52] Insgesamt betrachtet, dient das Netzwerk dem Erfahrungsaus-tausch und der Nachfragebündelung durch die Organisation und den Besuch gemein-samer Veranstaltungen.

10 Ansprechpartner für BGM, bisherige und weitere Einspar-möglichkeiten

Es folgt eine Aufstellung der wichtigsten Partner:

1. Krankenkasse: Diese hat nach § 20 a SGB V einen Präventionsauftrag. In Zu-sammenarbeit mit dem Unfallversicherungsträger und dem Arbeitgeber soll die Gesundheit der Beschäftigten erhalten werden. Die Krankenkasse beschäftigt immer einen Ansprechpartner für das BGM und unterstützt den Arbeitgeber bei der Durchführung eines Gesundheitstages oder Gesundheitschecks. Der Ge-sundheitstag dient zur Information der Beschäftigten über das Gesundheitsan-gebot und ist eine gute Maßnahme bei der Einführung des BGM. Darüber hin-aus führt die Krankenkasse eine Analyse der betrieblichen Krankenstände durch. Aus Datenschutzgründen ist eine Auswertung erst ab einer Zahl von 50 Versicherten einer Kasse möglich. Ansonsten bietet sie kostenlose Vorsorgeun-tersuchungen auf Anfrage sowie ein Bonusprogramm für den Versicherten und das Unternehmen an. Um als Unternehmen in einem Bonusprogramm berück-sichtigt zu werden, muss es die Auswahlkriterien erfüllen und die Qualität der umgesetzten Maßnahmen sicherstellen. Sind alle Kriterien erfüllt, kann die Ei-genbeteiligung des Unternehmens an der Einführung und Durchführung des BGM erstattet werden. Außerdem werden die Kosten von bis zu zwei Präventi-

---

[52] Simon et al. (2011), S. 147ff.

onskursen pro Jahr in Höhe von 8090 % erstattet, allerdings bei einer Kosten-
obergrenze von 75 bis 100 Euro je Kurs.

2. Unfallversicherungsträger: Die Gefährdungsbeurteilung kann durch den Unfallversicherungsträger begleitet werden. Zudem sind Schulungen für Arbeitgeber
und Sicherheitsfachkräfte kostenlos. Bei der Verwaltungsberufsgenossenschaft
können Informationen zum Thema BGF eingeholt werden sowie Angebote zum
Stressmanagement, zur Ergonomie und zu Führungsqualitäten in Anspruch ge-
nommen werden.

3. Rentenversicherung: Die Rentenversicherung unterstützt den Arbeitgeber bei
der Einrichtung des betrieblichen Eingliederungsmanagements (BEM). Eine Un-
terstützung dabei bieten auch die Berufsgenossenschaften, die Agentur für Arbeit, die Krankenkassen und bei Schwerbehinderten das Integrationsamt.

4. Kammern und Verbände: Der Arbeitgeber kann sich für die Teilnahme an einem
Wettbewerb z. B. als „familienfreundliches Unternehmen" bewerben oder ein
Zertifikat erwerben. Das Zertifikat der Hertie-Stiftung „audit berufundfamilie"
bescheinigt dem Unternehmen eine familienfreundliche Sozialpolitik.

5. Bund und Länder: Seit dem 01.01.2009 besteht die staatliche Förderung nach §
3 Nr. 34 EStGB: Maßnahmen zur Verbesserung des allgemeinen Gesundheitszustandes von Arbeitnehmern und zur BGF sind bis zu einem Betrag von 500 Euro
pro Jahr steuer- und sozialversicherungsfrei gestellt.

6. Forschungs- und Beratungseinrichtungen: Diese Einrichtungen verfügen über
Kompetenzen im Bereich der BGF. Sie können dem Arbeitgeber beratend zur
Seite stehen. [53]

11 Das Gesundheitszentum als Anbieter eines BGM

Ziel dieser Arbeit ist es, Maßnahmenvorschläge für den Gesundheitsdienstleister zu
entwickeln, die es ihm zukünftig ermöglichen, sich als Dienstleister am Aufbau eines
BGM-Systems zu beteiligen. Da der Aufbau eines BGM-Systems sehr umfangreich ist
und damit über das Dienstleistungsangebot von dem Gesundheitszentrum hinausgeht,

---

[53] Simon et al. (2011), S. 75ff.

beschränken sich die möglichen Maßnahmen auf das Gesundheitszentrum als Anbieter von verhaltenspräventiven Maßnahmen in Form von Gesundheitskursen. Welche Möglichkeiten bieten sich dem Gesundheitszentrum nun, um das BGM für die Unternehmen interessant zu machen und seine Dienstleistungen in diesem Rahmen anzubieten? Aus dem Inhalt dieser Arbeit lassen sich unter Punkt 12 folgende mögliche Maßnahmen ableiten.

Dabei gilt es nach Möglichkeit die folgenden, bereits oben erwähnten Hemmnisse abzubauen:

1. mangelndes Wissen.

2. zu wenig Zeit.

3. kein zuständiges Personal.

4. keine ausreichenden Finanzen.

12 Mögliche Maßnahmen für den Verkauf von Dienstleistungen im Rahmen des BGM

Folgende Maßnahmen wurden bereits umgesetzt oder sind in der Bearbeitung:

Maßnahme 1: Gestaltung eines Anschreibens mit dem Hinweis auf die Notwendigkeit eines BGM. Hinweis hier: demografischer Wandel

Maßnahme 2: Gestaltung eines Anschreibens mit dem Hinweis auf die Notwendigkeit eines BGM. Hinweis hier: ungesunde Lebensweise

Maßnahme 3: Gestaltung eines Flyers mit der Information zu § 3 Nr. 34 EStGB für die hauseigenen Kunden zur Weitergabe an den Betriebsrat oder Arbeitgeber.
Inhalt hier: das FPZ-Rückenkonzept

Maßnahme 4: Gestaltung eines Flyers mit der Information zu § 3 Nr. 34 EStGB für die hauseigenen Kunden zur Weitergabe an den Betriebsrat oder Arbeitgeber.
Inhalt hier: Präventionskurse

Maßnahme 5: Gestaltung einer eigenen Mitarbeiterbefragung, um die Akzeptanz gegenüber dem Dienstleistungsangebot und den Preisen des Gesundheitszentrums bei den Mitarbeitern aus dem nahestehenden Krankenhaus zu überprüfen. Diese Befragung dient sowohl zur Überprüfung als auch als Mustervorlage für Unternehmen, die an einem BGM interessiert sind.

Maßnahme 6: Kooperationspartner für die Gestaltung eines Dienstleistungsangebots im Rahmen eines BGM gewinnen.

Partner 1: InnoGema

Vorgehensweise: Anmeldung auf der Internetplattform InnoGema. Allerdings deckt diese Plattform bisher nur den Raum Berlin und Brandenburg ab.

Partner 2: Sportnavi

Sportnavi versteht sich als Vermittler von Dienstleistungen und deckt bisher das Gebiet OWL ab. Interessenten können auf der Homepage von sportnavi.de eine Club Card zu verschiedenen Preisen erwerben. Je höher der Preis, desto mehr Dienstleistungen kann der Kunde kostenlos im Raum OWL in Anspruch nehmen. Dienstleistungen aus den folgenden vier Kategorien werden angeboten: Sportcenter, Schwimmbad, Fitness-studio und Specials. Zu den Specials zählen z. B. Tanz- und Kletterangebote.

Maßnahme 7: Entwicklung eines BGM-Katalogs für und von dem Gesundheitszentrum, um Unternehmen über die Vorgehensweise im BGM, über Ansprechpartner, Kooperationspartner und Kostenerstattungsmöglichkeiten zu informieren und damit die Entscheidung zur Inanspruchnahme des Dienstleistungsangebots des Gesundheitszentrums im Rahmen eines BGM zu erleichtern. Diese Arbeit steht dem Katalog alternativ zur Verfügung.

Folgende Maßnahmen stellen Möglichkeiten dar, die noch nicht umgesetzt und geprüft worden sind:

Maßnahme 8: den Unternehmen als Ansprechpartner für Fragen im Rahmen eines BGM zur Verfügung stehen. Das Wissen dazu wird in Form einer Datei kumuliert und ist am PC sofort abrufbar.

Maßnahme 9: Neben der Polar-Uhr wird der Schrittzähler in die Produktpalette von dem Gesundheitszentrum aufgenommen. Der Schrittzähler ist für „Bewegungsmuffel" leichter anzuwenden, als ins Fitnessstudio zu gehen. Eine Schrittzähler-Aktion im Unternehmen ist eine Maßnahme im Rahmen eines BGM. Hierbei bekommen die Mitarbeiter je nach gezählten Kilometern eine vorher vereinbarte Prämie.

Maßnahme 10: Ein eigenes Netzwerk mit Dienstleistern und Kassen aus der Region für kleine und mittelständische Unternehmen aufbauen

13 Fazit

Ein BGM gestaltet sich als ein sehr umfangreiches und interessantes Themengebiet. Der Handlungsbedarf zeigte, dass das BGM in allen Unternehmen ein wichtiges Thema sein wird und, dass es aus wirtschaftlichen Gründen eine Plattform für KMUs und wahlweise auch für Großunternehmen geben muss, um miteinander kommunizieren zu können. Der Erfahrungsaustausch wird dadurch vorangetrieben, und Dienstleister sowie KMUs finden schneller zueinander. Mitarbeiter können sich mit Mitarbeitern aus anderen Unternehmen zum Training verabreden und neue Kontakte knüpfen. Gute soziale Kontakte stärken das allgemeine Wohlbefinden und tragen damit zur Gesundheit des Mitarbeiters bei. Durch den Erfahrungsaustausch und eine Übersicht des Dienstleister-Angebots vor Ort finden Unternehmen schneller ihren Weg zum BGM-System. Die Umsetzung gelingt für die KMUs einfacher, ohne einen Qualitätsverlust zu erleiden. Denn die Suche nach einem qualitativen Dienstleister für das geplante Projekt ist wegen des Erfahrungsaustausches nicht mühsam. Ist eine solche Plattform vorhanden, kann sich das Gesundheitszentrum als Dienstleister auf dieser Plattform präsentieren. Im Rahmen eines BGM kann das Gesundheitszentrum seine Präventionskurse zu drei Handlungsfeldern Ernährung, Bewegung und Entspannung anbieten. Außerdem bietet sich das FPZ-Rückenkonzept zur Rückenstärkung an. Die Diagnostik stellt im Rahmen eines BGM eine Dienstleistung dar. Da die Maßnahmen weder unter § 3 Nr.34 EStGB noch unter die bezuschussten Vorsorgeuntersuchungen der Kasse fallen, werden die Kosten dafür nicht übernommen. Das Gesundheitszentrum agiert als Dienstleister für BGM im Präventions- und Gesundheitsförderungsbereich. Das Gesundheitszentrum kann nicht als Koordinator zur Einführung eines BGM in ein Unternehmen agieren, da sich das Aufgabenspektrum als zu umfangreich gestaltet. Für diese Aufgabe müssten Koordinatoren als Dienstleister eingestellt und erst einmal entsprechende Strukturen für BGM eingerichtet werden. Da dies oft aus Kostengründen nicht möglich ist, besteht für das Gesundheitszentrum die Möglichkeit, das Unternehmen zu unterstützen, und zwar durch Informationen zu den Ansprechpartnern für ein BGM, zum Aufbau eines BGM-Systems, zu den Vor- und Nachteilen und zu bereits bestehenden Plattformen im Internet. Mit diesem Informationspaket bekommen Unternehmen einen ersten Zugang zum BGM-System und haben durch den Kontakt mit dem Gesundheitszentrum ihren ersten Dienstleister gefunden. Für die Information der Unternehmen steht diese Arbeit zur Verfügung (siehe Maßnahme 7).

Literaturverzeichnis

AOK (2012): Gesundheitsbericht 2012. AOK-Rheinland-Pfalz/Saarland. Die Gesund-
heitskasse.(https://www.aok.de/assets/media/rheinland-pfalz-
saarland/gesundheitsbericht_2012.pdf) (01-12-2012).

Badura, Bernhard; Wolfgang, Ritter; Michael, Scherf (1999): Betriebliches Gesundheitsmanagement ein Leitfaden für die Praxis. Berlin: Ed. Sigma.

Bertelsmann Stiftung (2005): Demografischer Wandel in der Arbeitswelt-Einführung,
(http://www.aktion2050.de/cps/rde/xchg/SID-0A000F0A-
284d5425/aktion/hs.xsl/6417.html) (05-04-2007).

Biegel, Isabel(2010):Arbeitswelt 2050.
(http://www.akbw.de/download/ILS2010/Arbeitswelten%202050_24.09.10_V%202.pdf)(
12-12-2012).

DGUV (2009): Rahmenvereinbarung.
(http://www.dguv.de/inhalt/praevention/praev_netz/documents/Rahmenvereinbarung_1
997_und_2001.pdf) (23-12-2012).

F-bb(o. J.): Der Gesundheitszirkel.(http://www.m-e-z.de/mez/3-
Handlungsf_Personalp/3-4-5.html) (24-11-2012).

F-bb(o. J.): Der Steuerungskreis.(http://www.m-e-z.de/mez/3-
Handlungsf_Personalp/3-4-5.html) (24-11-2012).

GKV-Spitzenverband (2010):Leitfaden Prävention.
(http://www.bmg.bund.de/fileadmin/redaktion/pdf_broschueren/praevention_leitfaden_2
010.pdf) (11-11-2012).

Grebing; Wagner; Boller und Partner(o.J.): Betriebliche Gesundheitsförderung. §3
Nr.34 Einkommenssteuergesetz.(http://www.kompetenznetz-
mittel-
stand.de/sites/default/files/publications/downloads/3%20Nr.34%20Betriebliche%20Ges
undheitsf%C3%B6rderung.pdf) (23-11-2012).

Heppner, Peter (2009): Fitness-Studio. Steuerfreie Zuwendungen an Arbeitnehmer. (http://www.pheppner.de/service-fuer-sie/sonstiges/steuerfreie-zuwendungen-an-arbeitnehmer-fitness-studio)(23-12-2012).

Iga (2008): i.punkt21. Wirksamkeit und Nutzen betrieblicher Gesundheitsförderung und Prävention. (http://www.iga-info.de/fileadmin/Veroeffentlichungen/i-Punkte_Kurzfassung/ipunkt_021.pdf) (13-12-2012).

Iga (2012):Wege zum Betrieblichen Gesundheitsmanagement. (http://www.iga-info.de/fileadmin/Veroeffentlichungen/Einzelveroeffentlichungen/BGM-Flyer.pdf) (24-12-2012).

Jung, Hans (2010): Personalwirtschaft, München.

Kreis, Julia; Bödeker, Wolfgang (2003): Iga-Report3.Gesundheitlicher und ökonomischer Nutzen betrieblicher Gesundheitsförderung und Prävention. (http://www.iga-info.de/fileadmin/Veroeffentlichungen/iga-Reporte_Projektberichte/iga-Report_3_Nutzen_Praevention_Gesundheitsfoerderung_Betrieb_Evidenz.pdf) (24-11-2012).

Kuhn, Detlef (2004): Betriebliche Gesundheitsförderung. Wiesbaden.

Kuhn, Joseph; Gensch, Rainer (2006): Betriebliche Gesundheitsförderung. Verhütung arbeitsbedingter Gesundheitsgefahren. Arbeits-schutz.(http://www.gesundheitberlin.de/index.php4?request=themen&topic=445&type=infotext) (01-01-2013).

Maaz A.; Winter H.J.; Kuhlmey A. (2007): Der Wandel des Krankheitspanoramas und die Bedeutung chronischer Erkrankungen (Epidemiologie, Kosten). In: Badura B., Schellschmidt A., Vetter C. (Hrsg.): Fehlzeiten-Report 2006. Heidelberg: Springer.

Mollenkopf, Klaus (2010):Ganzheitliches betriebliches Gesundheitsmanagement System (GABEGS). Handlungsleitfaden. (http://www.stmas.bayern.de/imperia/md/content/stmas/stmas_internet/arbeitsschutz/bgm-leitfaden.pdf) (24-11-2012).

Mollenkopf, C. (2003): Ganzheitliches betriebliches Gesundheitsmanagement-Handlungsleitfaden für Unternehmen ab 50 Mitarbeiter. München: Eigenverlag.

Noack, Christian (2012): Studie: "Wir vermessen Deutschland"Die Unternehmen in Deutschland im Überblick. (http://www.themenportal.de/wirtschaft/studie-wir-vermessen-deutschland-die-unternehmen-in-deutschland-im-ueberblick-32750) (12-03-2013).

Özdemir, Hüseyin (2008): Fehlzeiten und Fluktuation reduzieren durch Organisations-entwicklung. Erftstadt-Liblar.

Dieta, Simon; Heger, Günther; Reszies, Sabine (2007): Praxishandbuch Betriebliche Gesundheitsförderung. Ein Leitfaden für kleine und mittlere Unternehmen. Stuttgart: Kohlhammer GmbH.

Schönfeld, Wolfgang; Plenker, Jürgen (2013):Lexikon für das Lohnbüro 2013. Rehm Verlag.

Siebert, Diana; Hartmann, Thomas (2010): Basiswissen Gesundheitsförderung. Historische Entwicklung und gesetzliche Grundlagen der Gesundheitsförderung. (http://www.gesundheitsfoerndende-hochschu-len.de/Inhalte/B_Basiswissen_GF/B9_Materialien/B9_Dokumente/Dokumente_internati onal/1986Ottawa_BZgA93.pdf) (26-12-2012).

Wegner, Björn (2009): Leitfaden. „Betriebliches Gesundheitsmanagement in 6 Schritten zum Erfolg". (http://www.uk-bund.de/downloads/Fachinfornationen%20AP/Leitfaden_BGM1_pdf_Datei.pdf) (01-01-2013).

Wilke C.; Bialles B. & Froboese, I. (2007): Gesundheitsförderung am Arbeitsplatz-Ansätze und Leitlinien. In: Deimel H., Huber G., Pfeifer K. & Schüle K. (Hrsg.): *Neue aktive Wege in Prävention und Rehabilitation.* (S. 2542), Köln: Deutscher Ärzte Verlag.

Zbw: Betriebliches Gesundheitsmanagement (BGM)(o.J.). Kurzleitfaden für die betriebliche Praxis. (http://www.m-e-z.de/mez/DOWNLOAD/Downloads_Handlungsfelder_der_Personalpolitik/3-4-5_BGMLF.pdf) (23-01-2013).